J. JOSEPH SCHMITT

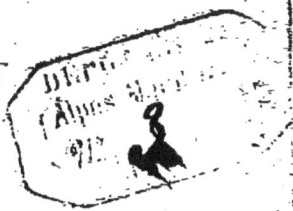

LA FÉLICITÉ

DANS LA

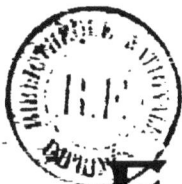

FAMILLE

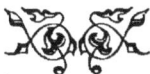

« La manière la plus naturelle et la
« plus productive de vivre, de se
« nourrir et de prolonger votre
« existence. »

LEINER.

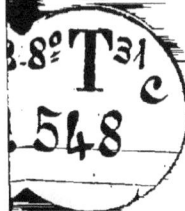

EDITION FRANÇAISE

REVUE, TRADUITE ET CORRIGÉE

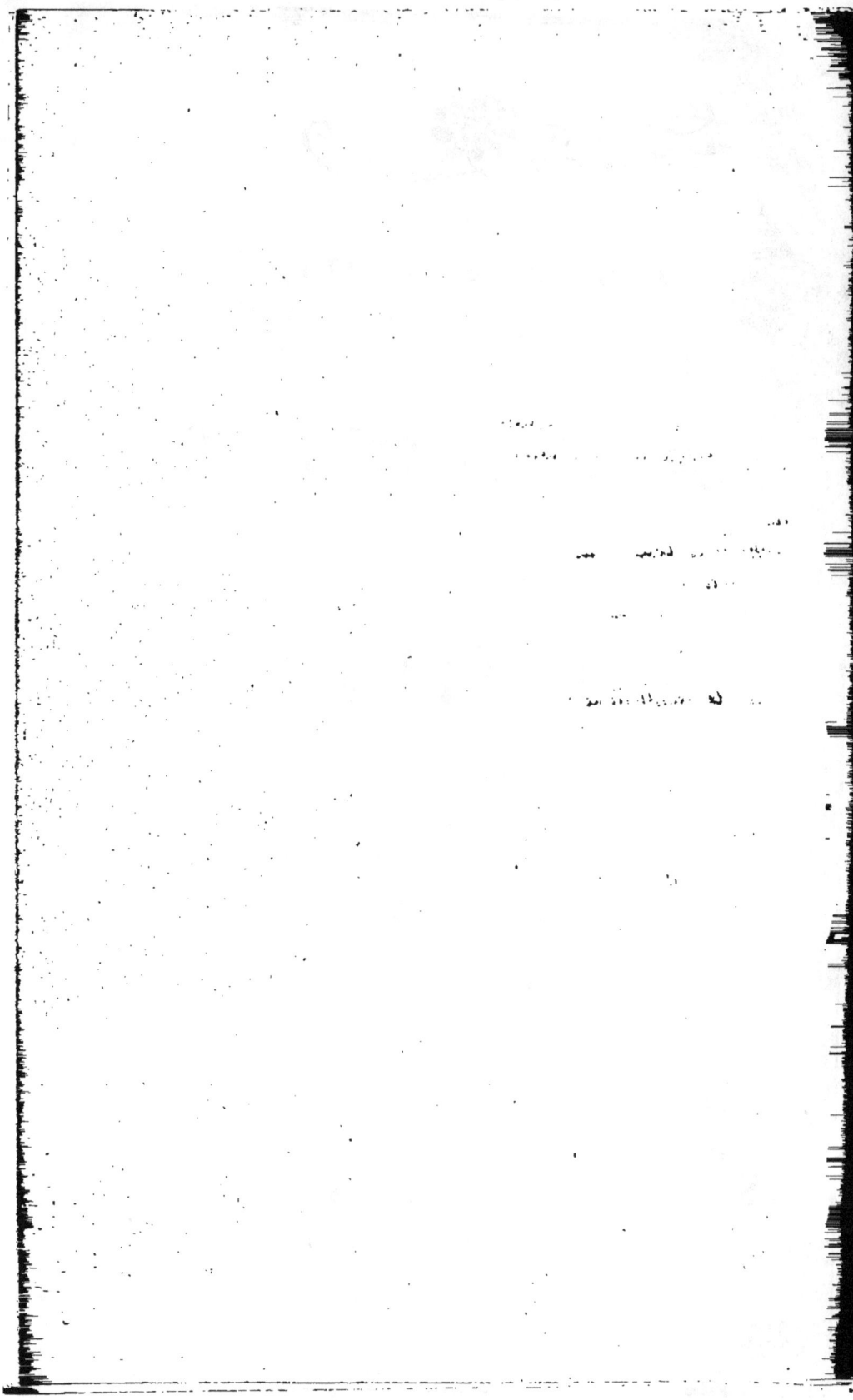

JOSEPH SCHMITT

·ℛ·

LA FÉLICITÉ

DANS LA

FAMILLE

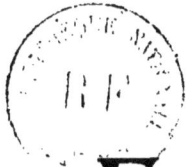

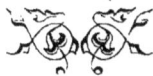

« La manière la plus naturelle et la
« plus productive de vivre, de se
« nourrir et de prolonger votre
« existence. »

LEINER.

EDITION FRANÇAISE

REVUE, TRADUITE ET CORRIGÉE

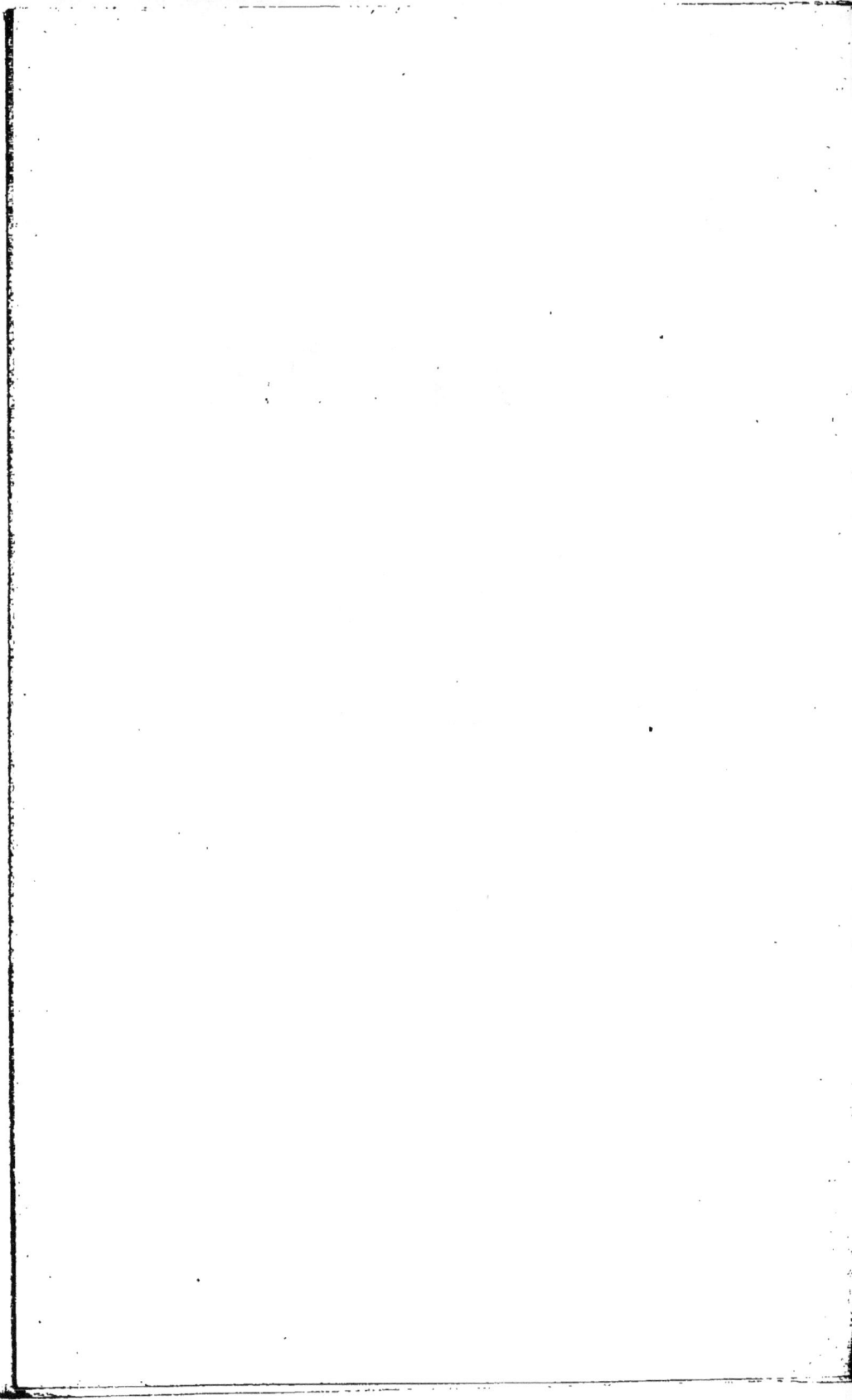

"Le héros est celui qui a eu une vie grandiose ;
L'être vain et inutile est celui qui s'absorbe à ne rien
[faire".

——— ·⁂· ———

« Pourtant, l'être humain qui a tenté tout le côté
matériel de l'existence, qui en choisit l'amertume, qui
s'y oblige par lui-même : celui-ci, vous pouvez le mon-
trer avec joie et vous extasier : Le voilà le maître, il
est personnel, il s'appartient !

"Traduit de Goethe".

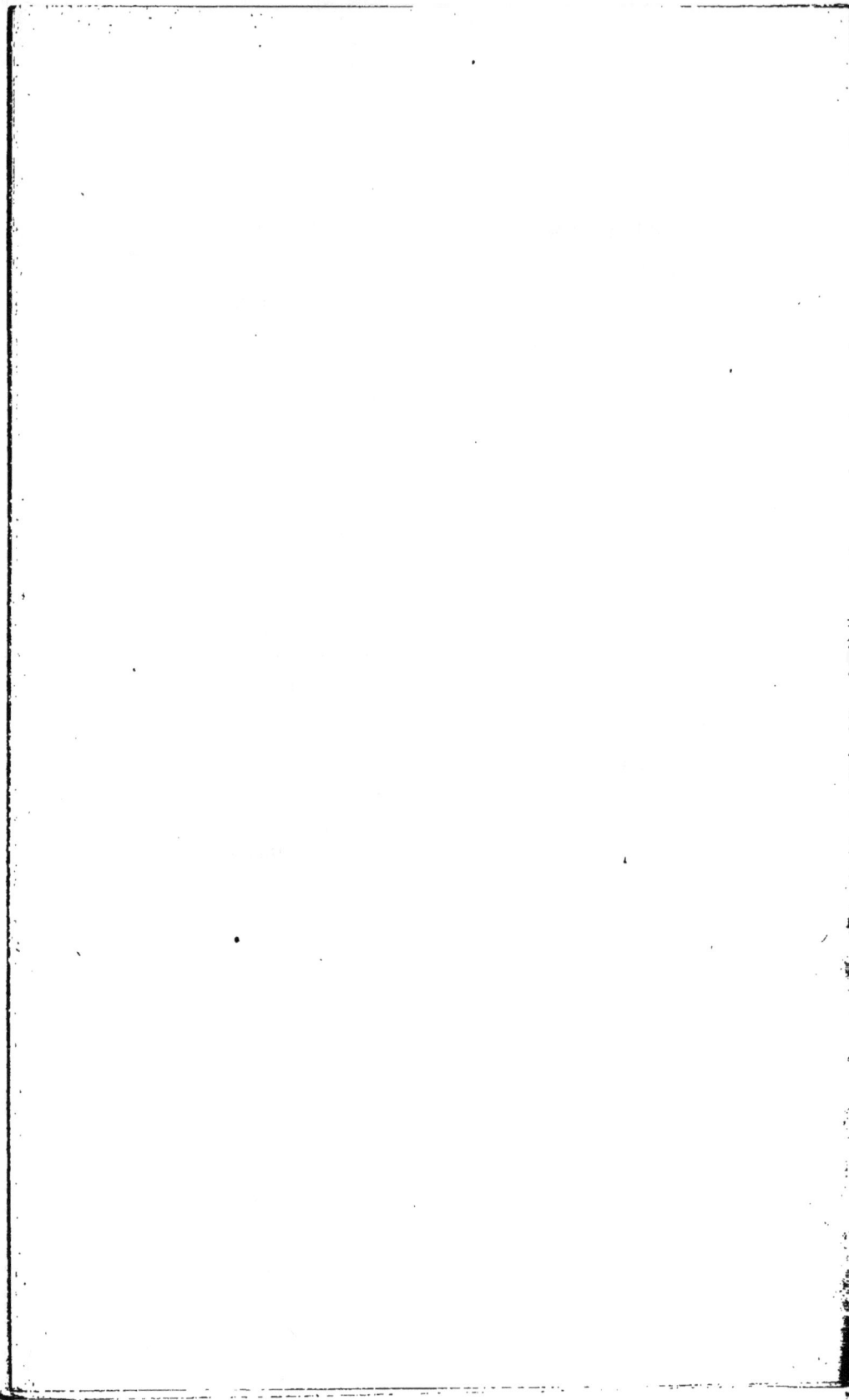

PRÉFACE

CHERS LECTEURS ET LECTRICES,

Avant de vous prier de lire ma brochure, je vais me permettre de vous expliquer en quelques mots ce qu'est le régime Végétarien.

Quelques lettres sans importance, me direz-vous, ne le croyez pas, c'est une sauvegarde de votre vie, la prolongation de votre existence, les félicités, les satisfactions morales, l'accord entre les peuples et la civilisation.

Le régime carnivore, au contraire, siège de toutes espèces de maladies rhumatismales, rénales, amène la folie, la paresse, le crime et par conséquent la mort.

Lequel des deux est le préférable ? Je ne doute pas que vous choisissiez le régime végétarien, et comme ma brochure va vous le démontrer, vous ne regretterez d'avoir adopté ce régime que pour n'avoir pas commencé plus tôt.

« Traduit de l'allemand, d'après Leiner »

LA FÉLICITÉ
DANS LA FAMILLE

—— ❄ ——

CHAPITRE Ier

La vie des parents des deux plus petits et plus jeunes
alpinistes végétariens Charles et Otto. — Leur exis-
tence antérieure — Leur existence présente.

Je m'appelle Joseph Schmitt, je suis ébéniste de mon
métier et suis né en 1873 près de Heidelberg, à Handschuh-
chsheim. Incorporé de 1893-1895 au 94e bataillon du génie
à Kehl, j'y attrappai une affection cardiaque qui m'obligea
à la fin de mon service, et dès le second jour de mon arrivée,
à me faire soigner à l'hôpital. Les médecins, avec juste raison, me défendirent l'alcool. J'en fus contrarié, car comment
voulez-vous allier une défense pareille à un carnivore ? Un
buveur mange, un homme qui mange de la viande boit du
vin, des alcools et autres boissons frelatées : il ne cherche
pas à s'étancher en mangeant des fruits ou en buvant de
l'eau, non c'est ce poison qu'il lui faut. Il est persuadé que sa
force physique et intellectuelle en nécessite l'absorption.
Quelle chimère ! que de vaines idées! et dire que nous sommes des " chrétiens civilisés ", le produit de vingt siècles de
génie et de progrès. Quelle fatale erreur ! Que de malheurs
seraient évités, des maladies, des folies, des crimes. Chassez
l'alcool, ce démon exterminateur du genre humain, l'abru-
tisseur de l'intelligence, le tueur du beau, du vrai, de l'union.

Malgré tout, des millions de créatures se réfugient encore

sous son égide dangereuse, des sommes folles, je dirais
presque des milliards, sont gaspillés pour ingurgiter ce
poison. Cet argent n'aurait-il pas mieux servi au soulagement des malheurs, des misères, et peut-être l'ensemble eût
permis de calmer les misères existantes, les besoins matériels
de la vie du pauvre ! Et personne ne proteste, personne
n'élève la voix.

En 1896, je me suis marié. Ma femme à cette époque était
souffrante d'une chloro-anémie. Elle mit au monde cinq
enfants qui moururent tous entre l'âge de 9 à 13 mois. Du
corps du dernier enfant (une petite fille) nous fîmes
faire l'autopsie. Le médecin constata un vice cardiaque inné ;
le cœur étant trop grand et la poitrine trop étroite. La mort
s'en était suivie par suite de suffocation par congestion pul-
monaire.

Ma femme était incapable, par suite de ses souffrances
personnelles, de nourrir elle-même ses cinq enfants, suivant
les règles de la nature et ses exigences. Elle fut malheureusement contrainte de recourir à l'alimentation artificielle,
c'est-à-dire — contrairement à l'hygiène — en se servant de
lait de vache. C'est toujours un misérable et bien déplorable
moyen subsidiaire, que l'usage du lait de vache à
cause du fourrage malsain et malpropre : ces bêtes sont
atteintes généralement de maladies tuberculeuses.

Le lait de vache par nature, n'est pas du tout une nourriture pour des enfants nourrissons. La mère nature a destiné
« le lait de vache » uniquement pour les petits des vaches,
les veaux, donc pour leurs propres espèces. Que par une
telle alimentation contraire à la nature, des enfants soient
nourris, *la plus grande partie meurent dans une année*,
et les enfants qui possèdent assez de résistance pour vaincre
cette contrariété de la nature contribuent plus ou moins à
la graduelle mais sûre dégénération de la race humaine.

Cela ne m'étonne point aujourd'hui, en considération de
mon expérience pratique faite avec le lait de vache.

Tous mes cinq enfants étaient scrofuleux à cause du sang
impur, maladie de ma femme. En cela il y a un exemple bien
clair de l'infélicité pour les descendants, *quand des personnes
malades se marient :* ou bien la maladie devient chronique
et éternelle, ou bien — dans cette circonstance c'est le mal
le plus petit — la mort prématurée par maladies longues
et douloureuses. Voilà les conséquences inévitables de cette

dégénération. L'État devrait, dans son propre intérêt, défendre le mariage entre malades chroniques.

Dans le même temps ma femme avait en surcroît la phtisie : pour ne pas contaminer d'autres personnes, on la porta à l'hôpital. Pendant quinze jours elle ne put rien manger et elle buvait seulement du jus de framboise : après cette cure par la faim de quinze jours, commençait en quelque sorte une amélioration, mais elle ne guérit pas tout à fait, les piqûres du poumon ne voulaient pas se guérir. Moi-même je souffrais, outre de mon vice cardiaque déjà nommé, de fortes douleurs goutteuses telles que pendant la nuit je ne pouvais plus même fermer mes mains.

En vérité nous étions dans une situation terrible, vraiment désespérée : les misères des maladies continuelles bouleversaient notre intérieur familial. Vraiment nous avions tout motif de voir l'avenir bien sombre seuls avec nos tristes pensées : délaissés, découragés, sans aucune espérance de rétablissement.

Justement, alors que les malheurs de notre famille atteignaient le plus haut degré, se présenta le plus heureux et inoubliable événement auquel nous fûmes redevables du complet changement de notre triste position.

Un monsieur, *Auguste Leiner*, écrivain et végétarien depuis beaucoup d'années (1) venait, après avoir séjourné dans beaucoup de pays et villes d'Europe, s'établir à Heidelberg, où il s'installa au faubourg *Handschuhsheim* et dans ma propre maison.

La première chose qu'il fit, fut de louer très près de la maison un petit morceau de terrain sur lequel il fit construire par moi « un bain de soleil ». M. Leiner prenait chaque jour son bain de lumière et d'air, car il soutenait que l'homme comme un être tout de lumière et d'air ne pouvait user assez souvent de ces deux éléments vivifiants.

(1) *Nota.* M. AUGUSTE LEINER, né en 1844 à Augsbourg Bavière est un végétarien depuis 1881, un partisan par la diète des fruits tout à fait purs. Il fut connu pour son œuvre de propagande : *Le végétarisme en lutte avec la science* 1886 édition de P. BREITKREUZ, Berlin comme par son activité de plusieurs années dans des journaux végétariens mais spécialement comme collaborateur de l'*Empan* journal sur la manière de vivre selon nature et morale élevées. Édition chez A. Kaemmerer à Saalel et comme combattant zélé et très fortuné et comme pionnier de la doctrine du végétarisme au delà de la frontière de notre patrie germanique.

Oui, de toute raison je devais noter l'arrivée de M. Leiner comme un événement extraordinairement favorable et heureux pour moi et ma famille : une nouvelle étoile d'espérance se levait sur notre position si triste, si délaissée, vraiment désespérée. Nous commençâmes une nouvelle vie qui ne se fondait pas sur l'erreur et le barbarisme, et au dépens de nos semblables, muets mais utiles, mais bien sur la vérité absolue de la nature comme sur la pure et la vraie humanité.

M. Leiner nous enseignait d'abord avec des paroles persuasives les *vraies causes de notre continuelle misère maladive*. Il nous expliquait que notre *manière de vivre* était comme celle de la plupart des hommes : mais en particulier notre façon d'alimentation jusqu'à présent avec « de la viande » c'est-à-dire avec des cadavres d'animaux, était très fausse et tout à fait contraire à la nature. Il soutenait : que l'homme comme membre spirituellement plus élevé dans la chaîne du développement de tout être organique, est par suite, regardé physiologiquement et anatomiquement le moins destiné à se conformer à la vie des carnivores pour manger la viande, qu'il était tout décidément un FRUCTIVORE (MANGEUR DE FRUITS), et cela d'après la confirmation scientifique des naturalistes les plus célèbres, comme *Lamarck, Cuviers, Gœthe, Darwin, Haeckel, Büchner, Doll-Port* et d'autres qui affirment que l'homme est égal aux singes antropomorphes, desquels il descend originellement puisque notre arbre généalogique est le même

Dans un énorme espace de temps, l'humanité présente, bien comprise dans sa dernière idée, s'est peu à peu développée au plus haut degré de l'antropomorphisme : voilà un fait qu'aucune philosophie scholastique, aucune sophistique du monde ne pourrait, avec succès, ni secouer ni encore moins renverser. C'est la *doctrine séculaire du développement général* à laquelle nous devons cette incroyable vérité de la science naturelle en regard de notre *vraie provenance et descendance*. Donc comme nos ancêtres originels, les antropomorphes (singe homme), — comme on sait généralement sont des FRUCTIVORES et notre nature essentiellement anatomique, physiologique, ne peut éprouver, pas même après des siècles, un notable changement ni une déviation. Nous devons logiquement et indifféremment pour l'homme de « nature » ou de « culture » être des FRUCTIVORES.

Nous n'avons aucun motif d'avoir honte de ce fait scientifique. Regardons cette descendance de bas en haut, il est bien plus glorieux et louable que nous — hommes — nous nous sommes élevés graduellement de l'état d'animal imparfait jusqu'à l'homme de culture d'aujourd'hui, donc nous nous sommes élevés, en des millions d'années, nous avons lutté pour l'existence : que si au contraire l'homme créé parfait était tombé encore une fois dans son état actuel de l'homme de la « nature » et de « culture » encore imparfait, comme nous raconte l'histoire de la création mythologique, si naïve, mais naturellement tant soit peu erronée. M. Leiner nous prouva clair à moi et à ma femme, avec des paroles persuasives, que pour mettre au monde des enfants sains, nous devions nous nourrir exclusivement d'excellents et savoureux *produits de la terre* et spécialement des *fruits des arbres*, qu'au contraire nous devions nous abstenir de toute matière *animale*, en première ligne de la *viande* tout à fait répugnante à notre nature *fructivore*, et en seconde ligne aussi du lait, également volé aux animaux : puis des productions artificielles qui en dérivent, soit *beurre, fromage, œufs*, tous *contraires à la nature* et malsains.

Comme nous étions habitués à prendre comme modèle M. Leiner, nous crûmes sans douter de ses paroles et doctrines enthousiastes autant que persuasives et nous les suivîmes fidèlement, sans avoir pu jamais nous en repentir. Au contraire, nous bénissons aujourd'hui encore, d'un cœur reconnaissant, le jour où nous sommes arrivés par lui à la connaissance de la plus grande *vérité naturelle*, c'est-à-dire le *végétarisme*.

Bref, nous changeâmes radicalement notre manière de vivre et d'alimentation, et cela selon les prescriptions de M. Leiner !

Le succès ne manqua pas de s'en suivre, mais pas tout de suite, bien entendu : pas même tout à coup, comme tant de commençants attendent follement de la manière de se nourrir selon la nature. Au contraire, il a fallu plusieurs années jusqu'à ce que notre sang fût devenu tout à fait pur et que nous pûmes dire : nous sommes parfaitement sains : on ne doit jamais perdre la confiance de guérir parfaitement dans les maladies chroniques, ne pas condamner injustement le *végétarisme* et ne pas prendre la mouche, si le rétablissement tant désiré ne veut pas venir lendemain. Est-ce qu'il n'est pas déraisonnable et fou de dire que l'on pourrait en vertu de l'alimentation végétarienne réparer en peu de mois, de semaines ou même de quelques jours, dans le corps humain, tout ce que nous avions perpétré et fait contre lui durant toute une vie ou une demi-vie précédente, par une manière toute pervertie de vie ou d'alimentation ?

Par un beau dimanche d'été, M. Leiner m'invita dans une excursion plutôt longue dans les alentours de Heidelberg. Nous marchions bien vaillamment même par une chaleur de 25° Réaumur, pour arriver dans les ravissantes et ombrageuses forêts situées sur le sommet des montagnes. Nous montions par la vallée des « Sept Moulins » si gracieuse et abondante en eau sur des rochers escarpés. Arrivés à « La Pierre Blanche ou Champ de Guillaume » nous nous reposâmes sur un banc en regardant l'admirable beauté de la nature et nous nous récréâmes. M. Leiner, dans tout le sentiment du saisissement de la magnificence de la nature environnante, récita à haute voix la belle poésie du grand végétarien Schlickeysen. (1)

> O Nature, je *dois* t'aimer
> Car toi aussi, tu m'aimes toujours,
> Tu es vraiment le seul amour,
> Qui ne trouble jamais la vie.
>
> O Nature, je *puis* t'aimer,
> Car tu es vraiment sincère :
> Ton miroir qui est pur et clair
> Ne m'a encore jamais trahi.
>
> O Nature, je *veux* t'aimer :
> Oui, toi seule tu es forte et altière,
> La beauté de ton âme entière
> Dans une saine moëlle fleurit.
>
> Quelque chose que tu produises
> Pour ma vie toujours resta :
> Je ne compte que sur toi.
> O Nature, je te chéris !

Dans la solitude ombreuse de la forêt, il récita aussi les paroles sublimes de Georges Schwenk, de Loschwitz (près

---

1 Schickeysen « Du son et du fruit ».

Dresde), le peintre génial du portrait « *Fidèle à la Nature* », le même qui a remporté le prix d'honneur.

O Vierge, divine Nature,
Tu nous délivres d'un tourment bien dur ;
Sur tes vestiges d'un léger flocon
Fleurissent la joie et la santé.

Une enthousiasme sans pareil s'empara de nous à la vue du fleuve Neckar serpentant en bas dans la vallée ; les oiseaux gazouillaient leurs plus doux trémolos du haut des arbres ; l'appel du coucou se faisait entendre, retentissant par monts et par vaux de la manière la plus agréable.

Qu'y a-t-il de plus beau au monde que la Nature ? La forêt odorante et sombre où tous nos esprits vitaux paraissent redoubler leur activité. Cette chère mère Nature qui réjouit encore notre cœur jusqu'à l'âge le plus avancé de notre vie, alors même où tous « les plaisirs et les illusions » du monde nous ont depuis longtemps abandonnés.

J'avais apporté de la maison quatre oranges : deux de celles-ci je les mangeai moi-même et les autres deux je les offris à M. Leiner, mais il me répondit : je ne mange rien maintenant car je n'ai ni faim ni soif. (M. Leiner prenait seulement deux repas par jour : le matin et à midi). J'en fus bien émerveillé, car nous avions fait une grande et fatigante ascension et nous avions encore devant nous un grand chemin à parcourir pour arriver, à la ruine de « Strahlenburg ».

Tandis que moi, vulgaire carnivore et buveur d'alcool, étais déjà exténué de fatigue, mourant de faim et de soif, désirant ardemment trouver une auberge. M. Leiner, le soir à l'arrivée au restaurant du « Strahlburg », prit seulement un verre d'eau. Je voulais retourner par le train, je m'informais du premier train de passage, présumant que M. Leiner, devait être comme moi très fatigué. Erreur ! Il disait : « Ce serait vraiment dommage d'aller par le train, la grand'route étant si bonne et le pays de la vallée du Neckar si romantique ». Je continuais à être surpris d'apprendre comment un homme de presque 60 ans pouvait effectuer une marche si fatigante, faire des ascensions sans prendre de nourriture et sans se sentir fatigué.

Aujourd'hui, comme je suis moi-même végétarien, je sais que spécialement les adeptes de la pure diète fructivore.

sont susceptibles d'obtenir ce résultat à cause de l'absence de la lassitude dans le sang et dans les muscles. le peu d'albumine de leur nourriture — qui ne permet aucune impureté du sang et des tissus — donc ils *possèdent une plus grande résistance physique* que les carnivores et que ceux qui se nourrissent avec des aliments trop albumineux. tels que la viande. le lait, les œufs, etc.

Les carnivores, au contraire, ont leur sang. leurs tissus, leurs organes remplis principalement de matières maladives, albumineuses, aussi d'acide urique. les cellules partiellement obstruées. que même chez les hommes apparemment forts la facilité à se fatiguer et leur peu de résistence s'expliquent très facilement dans les plus petits efforts.

Après notre retour chez nous. le soir, je me reposai sur le sopha, tout à fait épuisé. quoique je fus un jeune homme très fort (28 ans). tandis que M. Leiner faisait encore ses exercices de gymnastique. comme quotidiennement. tantôt avec les haltères de 8 livres et tantôt à bras libre, pendant une demi-heure. Cela n'eût pas été possible pour moi. quoique étant 30 ans plus jeune que lui. d'imiter ces exercices qui excitent tous les muscles du corps. même si je ne m'étais pas fatigué par une marche longue jusqu'à l'épuisement.

J'avais donc. dorénavant. une bonne idée de la résistance d'un fidèle partisan de la nature. comme était toujours M. Leiner. dans ses plus grandes pratiques.

C'était. en vérité. un exemple lumineux de la supériorité physique d'un *régétarien* de la pure *diète fructivore.* en comparaison d'un *carnivore* et d'un buveur d'alcool. Pas moi seulement mais aussi tout autre carnivore n'aurait certainement pu accomplir la même chose que M. Leiner sans succomber. quand même il aurait été l'homme le plus fort. Cela se passa sous mes propres yeux l'été 1902 !

En 1905 je préparais mes *examens* à Mannheim comme maître *charpentier.* Au district. Heidelberg il y avait six élèves qui faisaient le cours préparatoire. Tous avaient l'habitude après l'école de boire un ou plusieurs verres de bière ou de vin. Moi seul je ne participais pas à ces exploits de buveur. car depuis l'exemple de M. Leiner je m'abstenais tout à fait depuis longtemps des *boissons alcooliques.* énivrantes et vénéneuses : au contraire je rentrais régulièrement chez moi. je faisais mes thèmes et répétais ce que j'avais appris à l'école. Quel fut le résultat de mon abstinence ?

Je fus le seul qui passai les examens provisoires, tandis que les autres, par leur inutilité, durent se retirer. Moi seulement je fus admis à l'examen principal, que je passai aussi avec succès.

A cause de cela, je puis confirmer avec sûreté : que non seulement la supériorité « physique » mais aussi celle de « l'esprit » se trouve toujours du côté d'un végétarien se nourrissant selon la nature ; le même donc remporte partout la victoire sur les carnivores. (1)

FIN DU CHAPITRE Ier

<hr>

1) Les victoires continuelles de sport remportées par des végétariens « pour la course, la marche de résistance, la course à la bicyclette », soit en Allemagne, soit en Angleterre prouvent tout à fait mes précédentes observations.

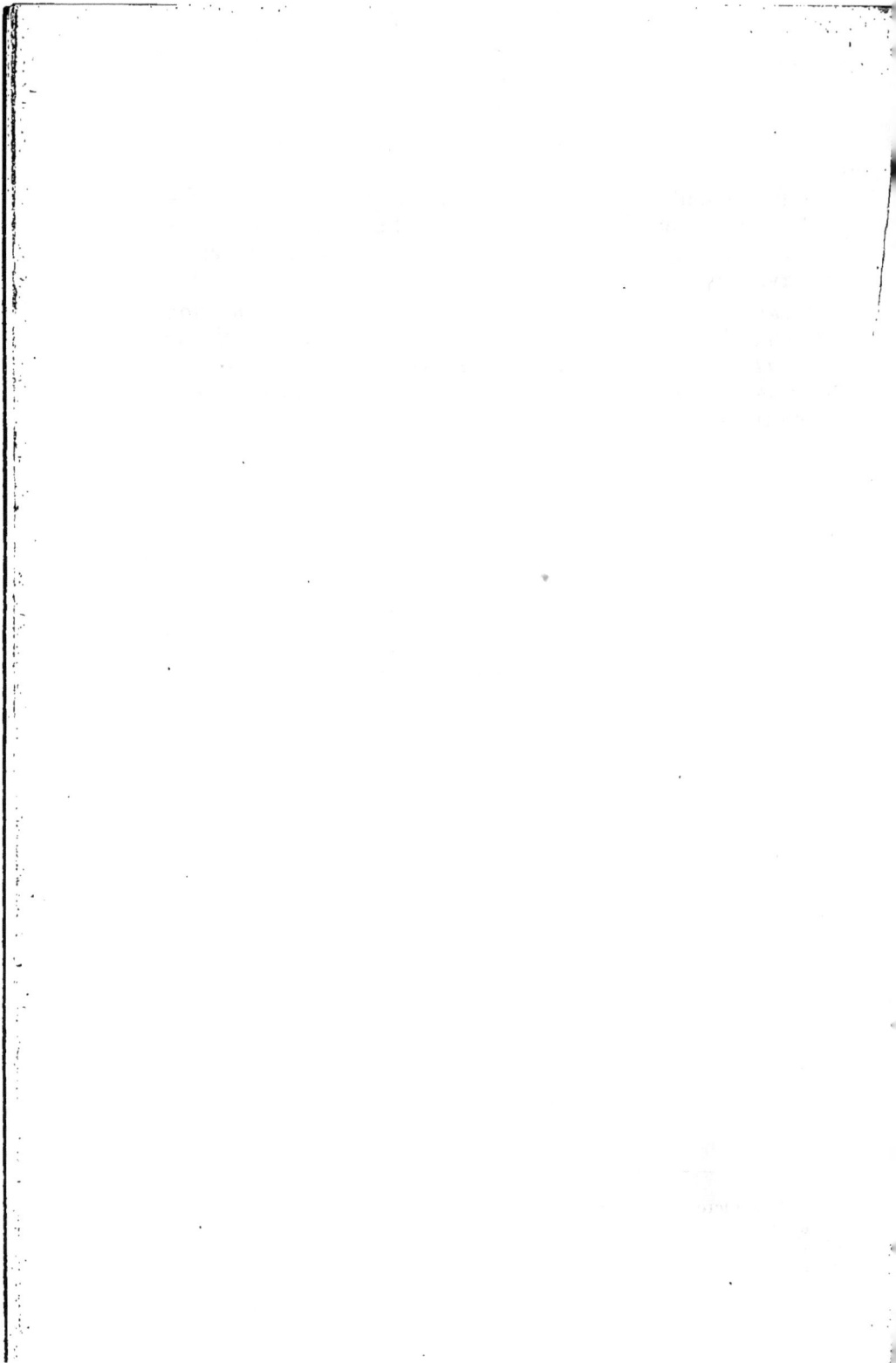

CHAPITRE II

Naissance des deux plus petits alpinistes végétariens,

Charles et Otto — Leur constitution, la manière

d'élever sainement les enfants ; leur éducation

En 1902, ma femme enceinte de huit mois, mit au monde deux jumeaux, Charles et Otto.

Notre joie fut grande en nous voyant de nouveau une petite famille, mais de suite nous songeâmes à ceux que nous avions perdu, car les deux nouveaux nés faisaient pitié. Ils étaient malingres et chétifs, les deux ensemble ne pesaient pas huit livres. Quel audacieux leur aurait pronostiqué de vivre, puisqu'eux aussi naissaient de « scrofuleux ». Devions-nous les nourrir au lait de vache comme les cinq déjà morts, de ce lait rempli de microbes et tuberculeux ? Non, non, ma femme et moi nous dîmes que ce serait un crime, que nous les assassinerions et qu'il était de beaucoup préférable de suivre les prescriptions de l'honnête M. Leiner.

M. Leiner vint de suite nous voir et nous recommanda chaudement de ne pas emmailloter les enfants selon la manière de la bisaïeule, mais de les laisser bien souvent trépigner à l'air frais et au soleil, ce que nous fîmes d'une manière satisfaisante. Comme nourriture, ils reçurent le sein de leur mère. Tout de suite après, nous commençâmes par la carte à manger, faite par M. Leiner. Comme repas quoti-dien, ils recevaient le *cœur du gruau d'avoine bouilli dans l'eau, des fruits râpés ou du jus de fruits.* « Le lait de vache » à nous si odieux et si malsain, qui produit de l'acide muqueux, de la constipation, fut naturellement tout à fait banni : on comprend bien que plus tard ils ne furent jamais nourris dans leur vie d'une bouchée de viande, d'œufs, ou d'autres substances animales.

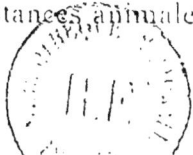

M. Leiner assura que tous les animaux domestiques dépendant de l'homme tant par l'engrais que par tout autre traitement déraisonnable sont rendus malades artificiellement par celui-ci : que tous ces animaux acquièrent leurs nombreuses maladies (boiterie. épizotie. épilepsie, tuberculose, trichine. etc.) non seulement par leur « viande », mais encore par d'autres poisons de cadavres végétaux (notomanie). Après, chrétiens et chrétiennes. vous vous régalez des bouillons que vous estimez généralement. Croyez, c'est la vraie nourriture pour les « bacilles » si redoutés : en vérité, la plus malsaine des nourritures. puisqu'elle empoisonne lentement.

A notre grande joie, ma femme et moi observions que nos deux petits chérubins par ce traitement. et cette alimentation tout à fait naturelle croissaient de la meilleure manière. Quel sentiment sublime. consolateur pour les parents qui avaient déjà perdus toute espérance de voir subsister leurs enfants, de voir leur race progresser.d'avoir un soutien dans la vieillesse.

Après une année et demie je construisis une petite barre fixe dans une chambre. Les deux enfants n'étaient pas seulement petits comme des nains. mais ils n'avaient pas même des muscles, ils étaient amollis. Je les vis avec joie se suspendre tous les jours : je vis que cela contribuait en vérité aussi au renforcement de leurs muscles.

La *gymnastique*. spécialement la *gymnastique nue* d'après l'art des anciens gymnastes grecs est un facteur de santé de premier ordre !

Nous combinâmes une éducation raisonnable de nos enfants, et nous en fîmes une affaire très importante : plus encore comme acquit de conscience de la part des parents. Nous restâmes perplexe. car comme la plupart des parents, nous n'avions point de connaissances. aussi de suite pour nous renseigner, nous nous adressâmes pour cette importante résolution. à M. Leiner.

Lui-même se plaignait vivement que presque tous les parents ont coutume d'élever leurs enfants d'après l'usage à demi ou entièrement barbare de nos aïeux : par la « violence ». par les « coups ».

Nous mêmes, nous fûmes battus et nous croyions pour cela qu'aussi nos enfants devaient l'être également. comme si nous avions nous-mêmes eu à nous réjouir d'une éduca-

tion si exemplaire ! Comme si nous étions tous sortis moralement si « nobles », si « parfaits », de cette rude manière
d'éducation !

Cependant dans le cours des siècles il a été reconnu que
la cruelle *théorie du moyen-âge dite de la terreur*, que les
moyens de violence sont tout à fait inutiles, car ceux qui y ont
été assujettis n'en sont jamais "*rendus meilleurs*", mais deviennent constamment "*plus mauvais*" et ces châtiments qui n'ont
jamais retenu les criminels, ne le feront pas même aujour-
d'hui. Au contraire, les crimes, à cause du sentiment d'honneur défaillant, comme aussi à cause de la rudesse, l'abru-
tissement et l'endurcissement de cœur des criminels, et par
les cruels châtiments corporaux appliqués au moyen-âge
ne faisaient que croître les vices et inculquer la *violence* et la
méchanceté. Bien sûr ! *Car le nombre et la qualité des crimes
ne dépendent nullement de la sévérité, de la rigueur et de la
cruauté de la loi et des peines relatives*, mais bien plutôt des
conditions *intellectuelles, morales, sociales et économiques.
Si ces dernières sont bonnes, les crimes diminuent, mais si
elles sont défavorables et même mauvaises ou désolantes, ils
ne pourront naturellement que croître de plus en plus.*

C'est parfaitement comme les champignons vénéneux,
qui prospèrent dans un terrain où il n'y avait auparavant
que les germes vénéneux ; ils trouvent là leur alimentation.

Si au contraire ce terrain avait été activement labouré et
cultivé on en aurait pu obtenir peu à peu de bons fruits.

La même chose arrive dans l'éducation des *enfants* et
des *nations*. Si les différents États élaborent de *nombreux*
règlements *intellectuels* et *moraux*, font faire des progrès
de toute sorte à la culture, à l'instruction, au moyen de
bonnes écoles, la puissance *éducatrice*, c'est-à-dire l'*amélioration morale*, sera bien plus en progrès qu'il n'a jamais été
possible de le faire au moyen des lois primitives, des sévères et cruelles punitions du corps, encore si nombreuses
dans la vie.

Si les châtiments corporels et la vie avaient durant le
Moyen-Age tant soit peu profiter ou seulement contribuer
à l'amélioration de l'homme, on *aurait constaté lors même
aussi une action morale que nous verrions aujourd'hui*, de
manière que les crimes seraient sinon totalement disparus,
mais devraient être *essentiellement* diminués, ce qui n'est
nullement arrivé. On n'a jamais jusqu'à présent laisser au

contraire manquer les *sévères et cruelles punitions* sans obtenir par là une considérable diminution de crimes. La preuve claire que le principe juridique — qui malheureusement est aujourd'hui dominant — de la « terreur (1) au moyen de peines dures, est très faux et qu'il doit être renversé comme tout à fait indigne : c'est que « *le mal* » ne se *fait jamais vaincre par « le mal* ».

On ne peut agir avec succès contre le « mal » et la « malignité » qu'en lui opposant le « bien » absolu. La théorie juridique du *talion* et de la « *vengeance* » qui malheureusement influence encore aujourd'hui la législation, est un reste très douloureux des anciens siècles barbares. Que « dent pour dent » le principe et « œil pour œil », ne soit pas notre solution : (« le diable ne pouvant être chassé par Belzébuth »).

Le but des États doit être la *vraie humanité*, s'efforcer à la culture des coutumes sages et du cœur au moyen de l'école et de la lumière. On ne doit pas dans les bons états penser au continuel « à l'aggravation de la peine » mais surtout à prévenir les crimes et à leur *adoucissement*, et par conséquent à leur *diminution*.

Ainsi par exemple « la raison » a fait abolir « la peine du bâton » de notre patrie allemande et de quelques pays plus avancés, au grand honneur de ces nations : seulement la « folie » des représentants des vieux usages du moyen âge voudrait la voir rétablie, cela ne réussira pas, nous l'espérons pour notre honneur !

Pour la même raison que dans l'éducation des peuples *la théorie de la terreur avec violence et cruelles peines du corps et de la vie* fut dans ses effets non seulement *indigne* et *infructueuse* mais bien plutôt *dangereuse*, ainsi on ne peut logiquement jamais obtenir de bons résultats sur la base de la théorie de la terreur par la violence des coups, quoique faux, ce régime dont on use malheureusement dans

---

(1) *Note*. — La théorie de la terreur, surtout la théorie du talion et de la vengeance ont leurs racines dans les coutumes toujours rudes et barbares. Toute théorie juridique du droit de la punition, comme tout système de peine qui ne vise pas à l'amélioration morale du criminel ou à la guérison de la dégénération de l'esprit sont à réprouver des livres du droit primitif comme contraires aux usages. Dans ce sens humain il serait non seulement désirable mais plutôt nécessaire, une prompte réformation de la jurisprudence en général et du droit de punir en particulier.

l'éducation des enfants. au contraire du bien nous ne fera pas éviter pour cela non seulement d'endommager la force du corps, mais aussi d'affaiblir le moral et l'esprit.

Les paroles de M. Leiner inspirées par l'esprit de la vraie humanité, et les principes qui en découlent se résument dans ce qui suit :

L'éducation des enfants ne doit jamais avoir pour base ni violence. ni châtiment corporel (1) autrement ce ne serait pas une éducation, mais bien le contraire. Pourquoi maltraiter ?

1) On sait que le maltraitement des enfants. le plus beau joyau de la famille. c'est-à-dire l'amour des enfants pour leurs parents. disparaît peu à peu. tout à fait. puisqu'une vraie éducation sans amour réciproque serait en soi-même une contradiction. une absurdité. une impossibilité ; on se demande donc : Celui qui nous a violenté. maltraité. battu et nous a procuré des douleurs peut-il être notre « ami ? » Jamais ! Il peut s'appeler ce qu'il veut, maître. père. mère. ce n'est qu'un brutal aux coups de bâton. et sa seule dénomination : notre plus grand « ennemi » ! ;– Tout à fait dans la même manière l'enfant maltraité et faible s'en ressentira inconsciemment.

2) Plus on maltraite les enfants en les battant. plus ils deviennent impolis. malicieux. insidieux ; bref, ils deviennent plus méchants. C'est obligatoire. car la « brutalité » ne peut avoir *logiquement* un effet différent.

Quel en est la conséquence ? Que les enfants maltraités sont toujours battus à nouveau. que l'on en fait un usage, un abus. Mais il n'arrive jamais au tourmenteur d'enfants de se faire cette simple question : Pourquoi doit-on toujours et si souvent battre les enfants ? La courte mais vraie réponse serait ainsi : *parce que les coups donnés la dernière fois ont été inutiles.* Une autre raison serait déplorable si les coups vraiment avaient produit l'effet de corriger et d'éduquer. on ne devrait battre les enfants qu'une seule fois ; mais comme ils sont toujours battus de nouveau. c'est une preuve irréfutable que les coups donnés avant n'ont pas été profitables et n'ont pas eu d'effet durable. Battre les enfants est par conséquent un tourment purement *inutile*. et cela

---

1 Dans les jardins publics on lit : « Les plantes et les fleurs sont confiées à la surveillance du public. » Pourquoi cela ne se fait-il pas aussi pour les enfants qui sont des fleurs humaines bien plus précieuses ?

porte à l'enfant battu le plus grand dommage physique et moral

3) Maltraiter les enfants est nuisible. car cela porte des conséquences *désavantageuses*. En outre, le « *système nerveux* » sera tourmenté et « *secoué* » par la *peur* et *l'angoisse*. Le résultat produit sur les nerfs d'un enfant, pas encore développé est le même que si l'on battait sur les touches d'un piano avec le poing ou un marteau. Des expériences physiologiques ont prouvé que les cordons nerveux, à quelque grande douleur, par exemple à la piqûre d'une aiguille se contractent convulsivement. Si cette crainte de douleur se répète souvent elle pourrait causer à l'enfant maltraité une sérieuse et forte *maladie nerveuse*, même à arriver jusqu'à l' « *épilepsie* ». Ainsi les maîtres et les parents — certainement dans leur ignorance — deviennent *très souvent les auteurs du rabougrissement du corps de leurs enfants, des criminels*.

4) Les coups sont nuisibles et doivent être abandonnés parce que la production d'*angoisse, peur* et *crainte*, par suite de cette violence brutale de l'organisme faible et pas encore développé sur l'enfant « vraie fleur humaine » *ne signifie point une correction morale. Cette dernière est seulement apparente, mais en vérité* elle ne se fait pas réellement et ne dure pas plus longtemps que la correction du pédagogue tourmenteur.

5) Les coups doivent être abandonnés, car les tourmenteurs des enfants sont toujours en colère et ils les battent non seulement pour les corriger, mais pour apaiser leur colère et quelquefois leur sadisme, ce n'est pas par amour envers les enfants — si l'on peut parler ici d'amour —.

II. M. Leiner parle dans les 4 articles qui suivent de la quintessence de la vraie éducation humaine :

Eduquez et nourrissez vos enfants d'après la loi de la nature, c'est-à-dire d'après la doctrine du *végétarisme* et de *l'humanité*. Evitez de les nourrir avec de la « viande », avec l'alimentation des « carnivores ». Puisque l'homme est ce qu'il mange, on ne doit pas s'émerveiller si les enfants nourris ainsi contre la nature ont plus ou moins les instincts des carnivores (par exemple, férocité, cruauté, méchanceté. envie, haine, vengeance. etc.)

Si l'on considère la grande partie de l'instinct animal

Note.— Punition et châtiment sont vraiment des ennemis de la brutalité.

qu'ils ont hérité de leurs ancêtres suivant la loi de l'héré-
dité de famille, on n'a pas besoin de penser aux causes de
dépérissement de la culture, de l'effronterie et de la jeunesse.

Par une alimentation plus naturelle, peu à peu la nature
des enfants deviendra plus douce. Au lieu de la rudesse, de
la cruauté et d'autres vices, on réveillera alors en lui tout le
plaisir de tout ce qui est *beau* et *noble*, bref à la *vertu* : la
pitié envers tout être vivant se substituera à l'insensibilité du
cœur, comme envers les bêtes, etc. et ainsi disparaîtra aussi
le plaisir de maltraiter les enfants, ce qui a une action démo-
ralisante, parce qu'il fait taire et peu à peu arrive à supprimer le sentiment de l'honneur qui est si précieux. Ce
serait cependant une grande erreur de vouloir attendre cet
effet de la « diète de fruits » en *peu de temps*, peut-être déjà
en deux ans : il serait nécessaire d'y employer *beaucoup*
d'années, et, dans la plupart des cas, des générations, pour
écarter des maux et des vices si profondément enracinés.
Comme la régénération du corps devrait être attendue
pendant *beaucoup d'années d'une vie parfaitement végétarienne*, d'autant plus encore la régénération morale !

On ne peut se trouver sur la vraie voie si l'on ne re-
tourne pas avec confiance à la Nature, au végétarisme, car
c'est lui seul qui peut régénérer l'homme physiquement et
moralement.

CHAPITRE III

Traitement et d'autres choses à l'égard des deux plus petits végétariens alpinistes Charles et Otto en rapport avec leurs parents

---

Nous parents, nous allons nous coucher avec nos deux enfants et nous nous levons avec eux. Combien de parents le font-ils aujourd'hui ? puisqu'ils sont accoutumés, au lieu de trouver leur joie et leur soulagement dans le cercle de la famille de s'entretenir dans les gargottes en buvant des consommations nuisibles.

Mes enfants ont à présent 4 ans ½ : chacun loue leur belle conformation et leur bonne santé : ils sont vifs, constamment gais et spirituellement bien avancés.

Au 15 Juillet 1905 ils furent présentés à la *Société des végétaristes allemands* pendant le « Congrès » de Heïdelberg ; nous reçûmes alors des visites de plusieurs personnes distinguées : des professeurs, des médecins, des étudiants : elles étaient émerveillées surtout du résultat obtenu par une manière de vie si simple et par une nourriture naturelle (fruits et pain) de voir que l'on pouvait prospérer de telle façon, comme aussi de la belle conformation corporelle de nos deux enfants.

Dans la plus grande chambre de mon habitation j'avais un « chemin circulaire » et un « trapèze » sur lequel nous faisions tous nus le matin et le soir des exercices : et cela nous servait aussi de bain de lumière et d'air. Pour la bonne cure de la peau (propreté) nous faisions tous les jours des ablutions générales et deux fois par semaine un bain général. Par tous ces bains d'air et de lumière nous et nos enfants nous acquîmes une nature renforcée qui nous protégeait des rhumes, des toux et de tout autre refroidissement.

De la part de M. le docteur Seless (président de la société végétarienne allemande) notre famille fut invitée pour *la preuve de notre sang* à la clinique médicale de M. le docteur *Determann* à Friburg s/B. J'acceptais cette invitation dans l'intérêt de notre bonne cause. Outre moi étaient présents ma femme et mes deux fils, plus un ex-secrétaire de la poste qui vivait végétariennement depuis 10 ans. Je fus le premier à faire la preuve du sang.

Une petite coupure à l'oreille donna du sang qui fut mis sous le microscope pour établir la quantité des globules rouges et de l'acide urique.

Mon sang avait................ 278 degrés
celui de ma femme.......... 257 »
de l'ex-secrétaire des postes... 255 »
et celui de mes deux fils...... 300 »   égal pour tous deux

Quand ma femme avait 16 ans. elle souffrait, comme je l'ai dit, de « l'anémie ». Son sang avait été éprouvé pendant cette maladie et il avait alors seulement 15 degrés, car il était tout à fait aqueux.

Quelle grande différence dans la composition du sang des différentes personnes ! M. le Dr Determann était étonné que le sang de M. l'ex-secrétaire des postes eut seulement 255 degrés, lui végétarien depuis 10 ans ! et que son sang fût encore si gros et contînt encore tant d'acide urique. Le Dr Determann lui demanda de quels aliments il se servait. Il répondit : « du lait de vache, du beurre, des noix, des dattes, des figues ». La prépondérance des aliments animaux qu'il prenait sous forme de « lait » et de « beurre » expliqua assez les résultats déplorables de son sang.

DÉCLARATION DE M. LEINER :

La circonstance que la plupart des végétariens d'aujourd'hui se nourrissent encore de substances animales comme le lait, le beurre, le fromage, les œufs, etc., préparés indifféremment, sont la cause qu'ils doivent se plaindre souvent de leur santé ; c'est pourquoi beaucoup d'entr'eux sont obligés de retourner à la viande. Voilà, *en général, la circonstance principale du lent développement du mouvement végétarien.* Par les « demi-mesures on n'a jamais obtenu dans le monde quelque chose de grand. »

Moi-même je mangeai quelquefois à Friburg. je n'y trouvais presque jamais des fruits frais. mais des « noisettes », du pain. « des dattes » et encore (ceux-ci rarement), « des raisins secs » de grande consommation par leur bon marché.

Pour ma seule personne je dépensais 36-38 centimes de nourriture par jour ; et il faut observer que je travaillais alors très rudement : car j'étais à Friburg s/B le premier préparateur des poutres pour construction.

En moyenne, pour notre entière famille nous dépensions ving-cinq sous par jour. Si toutes les familles vivaient comme nous, il n'y aurait ni pauvreté. ni besoin, ni misère dans le monde. Dans toutes les familles il n'y aurait que du bonheur et la paix de l'âme ; au contraire le père, la mère et les enfants vont à la brasserie, jouissent du poison « Alcool ». respirent jusqu'à des heures tardives de la nuit, un air vénéneux produit par le tabac. une poussière horrible, une odeur abominable et deviennent ainsi malades. « Repos et amusement !! » Cela conduit à la fin tout simplement, à un manque d'argent et cela est bien compréhensible.

Ils disent dans leur aveuglement : « Si je ne dois avoir aucune jouissance de la vie. alors il vaut mieux mourir » ; comme si cette vie passée dans les brasseries où l'on cherche la mort pouvait être appelée une jouissance Doit-on nommer jouissance ce qui peut nous rendre malade et nous conduire avant notre heure à la tombe.

Celui qui aime la bière. la viande. le tabac se trompe vraiment. Il est bien temps de trouver le chemin qui conduit à la vérité de la nature.

Ma femme et moi, nous sommes bien sûrs que nos deux fils Charles et Otto pendant qu'ils resteront fidèles à notre système de vie, ne seront jamais malades, pas même quand beaucoup dans notre patrie du même âge périraient pour cause d'épidémies ou autres malheurs de ce genre. Aussi nous ne doutons pas un seul moment que nos enfants n'aient *par notre système une vie longue et heureuse.*

Nous faisons aussi observer que beaucoup de personnes ont cherché à mettre à l'épreuve la force de caractère de nos enfants en leur donnant à manger de la viande ; mais nos enfants repoussèrent toujours cet aliment. Ils disaient, avec leur naïveté d'enfants : Cela est du bœuf ou du porc, mais on ne doit pas en manger ; nous deviendrions malades et nous pourrions en mourir.

— Souvent aussi nos enfants disaient : Ce sont de méchantes gens, ceux qui tuent la vache ou du bétail quelconque. Pourquoi donc les faire mourir, puisqu'ils ne demandent que la vie.

Pendant leur jeunesse vous n'avez que pitié et prenez soin d'eux surtout s'ils ont accompli les besoins pour lesquels vous les employez, pourquoi comme remerciement les faites-vous tuer, c'est donc une preuve réelle de l'ingratitude de l'être humain.

Carl et Otto, chaque fois que je passe avec eux devant une boucherie, se plaignent de mauvaises odeurs. Ils me disent : Vois, père, ces mauvaise gens ont abattu un pauvre cochon ou une vache.

Ces sentiments généreux et profonds de pitié pour les pauvres sacrifiés ne me surprenaient pas chez mes enfants, mais m'auraient profondément surpris de la part d'enfants carnivores. Pourtant ceux qui plaignent les bêtes ne donnent-ils pas le sentiment qu'ils plaindront les gens ?

La pitié, sentiment noble, est aujourd'hui étouffée, méconnue. Autrement, pourquoi faire souffrir le cheval : animal domestique par excellence : pourquoi l'obliger à sortir de l'ornière de ce chemin défoncé une lourde charrette : ne fait-il donc pas son possible sans que vous le rouiez de coups de fouets ; il s'abat, vous le battez encore, vous n'appellez pas cela une lâcheté ?

Pourtant le sentiment de la charité et de la pitié n'est pas mort, il est encore incrusté dans les personnes, ayant le sentiment du devoir, de l'honneur, de la patrie : ceux-ci à leur tour les inculquent aux enfants de cœur et persuadez-vous que la semence ne sera pas stérile.

Les médecins de Heidelberg furent obligés de constater qu'il y a longtemps que ma femme serait morte, si elle n'avait suivi les conseils et l'exemple de Mr Leiner, en réglant naturellement sa vie, en se nourrissant exclusivement de fruits. Son sang se purifia et les abcès qu'elle avait au foie furent séchés.

Je n'aurai jamais pensé qu'elle en reviendrait et pourtant aujourd'hui elle est saine et forte comme jamais elle ne l'avait été précédemment.

Combien des milliers de personnes, en pareille situation comme nous avons été moi et ma femme, pourraient échapper à la mort s'ils voulaient entendre nos conseils, écouter notre remède, suivre notre méthode.

D'abord supprimer la viande, productrice de maladies. pour prendre comme régime et comme nourriture, les produits de la nature, le végétarisme.

Ma femme suivit consciencieusement son régime végétarien, convaincue d'une prochaine guérison quoique beaucoup de voisins l'excitassent à manger de la soi-disant viande fortifiante. des œufs : de boire du lait et de revenir au bon vieux vin rouge Sa force de caractère ne fut pas abattue par les conseils de ces pythonisses et de ces sirènes d'occasions. elle les repoussa. Elle leur répondit aussi qu'elle avait pleine et entière confiance dans la méthode et les prescriptions de M¹ Leiner, qu'elle en était pénétrée jusqu'au plus profond de son être et qu'elle était persuadée que M¹ Leiner représentait la pure humanité. l'évangile de la nature.

N'est-ce pas que ma femme avait le vrai sentiment. la vraie volonté d'écouter les lois de la nature, pour lesquelles pour nous tous n'existe ni santé, ni bonheur, ni bonté ; le néant seul possèderait autrement nos existences.

De tout cœur je le pense et le dis : Nous devons moi et ma famille toute notre existence à M¹ Leiner. Sans lui et ses conseils. que serions-nous devenus, sans ses leçons de végétarisme, son exemple personnel, ses conseils purs, sincères et désintéressés.

CONCLUSION

Je conclus en vous disant, chers lecteurs et chères lectrices, que moi et ma famille souhaitons que les personnes qui vivent dans l'obscurité, dans l'ignorance des lois et des vérités de la nature, soient persuadées par notre exemple. Que les conseils que M. Leiner, péniblement depuis 25 ans, cherche à faire accepter à l'humanité leur profitent et amènent chez elle le bien-être et la félicité, comme ils sont venus pour nous récompenser et couronner notre obéissance.

Beaucoup de bonheur et de félicité sont réservés à ceux qui obéiront.

Moi et ma famille consacrons notre existence à faire connaître les bienfaits du végétarisme, espérant que ces quelques paroles bien explicites tomberont sur un terrain fertile de bonnes volontés qui se sentiront pénétrées de la vérité et se conformeront aux règles de la nature et à sa manière de se nourrir, c'est-à-dire le Végétarisme.

Si je cherche à divulguer ma doctrine, et si j'ai écrit cette brochure, c'est uniquement pour le bien-être de l'humanité et par fraternité pour tous.

Que la félicité soit chez vous et dans votre famille.

Tel est le dernier vœu de ma famille.

Joseph SCHMITT.

Ébéniste.

Pourquoi sommes-nous sur terre? Quel est notre devoir, notre souci et notre but?

Nous avons été créés dans le but d'utiliser nos forces vivaces et intellectuelles, autant que possible, pour nous faire honorer, devenir vertueux.

Par quel moyen pouvons-nous atteindre cet idéal élevé?

Uniquement par la sûre pratique du Végétarisme, c'est-à-dire par les soins de la nature. Une seconde vie vous redonnera la jeunesse et nous reviendrons des civilisés au vrai sens noble du mot.

Concluons et répétons: L'Evangile de la Nature? C'est le Végétarisme.

Traduit de l'allemand d'après Leiner.

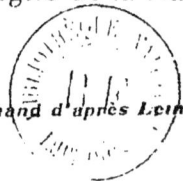

Nice. — Imp. de la COTE D'AZUR, avenue des Phocéens

8